Vibhu Jha
Nikhil Shrivastava

Microemulsão

Vibhu Jha
Nikhil Shrivastava

Microemulsão

Um veículo versátil para a administração de medicamentos

ScienciaScripts

Cover image: www.ingimage.com

This book is a translation from the original published under ISBN 978-3-659-83148-5.

Publisher:
Sciencia Scripts
is a trademark of
Dodo Books Indian Ocean Ltd. and OmniScriptum S.R.L publishing group

120 High Road, East Finchley, London, N2 9ED, United Kingdom
Str. Armeneasca 28/1, office 1, Chisinau MD-2012, Republic of Moldova, Europe
Printed at: see last page
ISBN: 978-620-8-28317-9

Índice:

A MINHA MÃE É A MULHER MAIS BONITA QUE ALGUMA VEZ VI. TUDO O QUE SOU, DEVO-O À MINHA MÃE. ATRIBUO TODO O MEU SUCESSO NA VIDA À EDUCAÇÃO MORAL, INTELECTUAL E FÍSICA QUE RECEBI DELA.

ESTE LIVRO É
DEDICADO
À MINHA QUERIDA MÃE

Capítulo 1

Introdução

O termo "microemulsão" foi introduzido pela primeira vez por Hoar e Schulman (1943) para descrever uma solução límpida obtida quando emulsões O/W normais grosseiras foram tituladas com álcoois de cadeia média. Daniel son e Lind man (1981) definem a microemulsão como um sistema de água, óleo e anfifilo que é uma solução líquida opticamente isotrópica e termodinamicamente estável.

A microemulsão refere-se a uma dispersão isotrópica termodinamicamente estável de dois líquidos imiscíveis, como o óleo e a água, estabilizada por uma película interfacial de moléculas de tensioativo. Uma microemulsão é constituída por uma fase oleosa e uma fase aquosa, em combinação com um tensioativo. A fase dispersa compreende tipicamente pequenas partículas ou gotículas, com uma gama de tamanhos de 5 nm-200 nm, e tem uma tensão interfacial óleo/água muito baixa. Como o tamanho das gotículas é inferior a 25% do comprimento de onda da luz visível, as microemulsões são transparentes. A microemulsão forma-se rapidamente e, por vezes, de forma espontânea, geralmente sem um elevado consumo de energia. Em muitos casos, para além do tensioativo, da fase oleosa e da fase aquosa, é utilizado um co-surfactante ou um co-solvente.

Em função da composição, é muito provável que se formem três tipos de microemulsões:

> Microemulsões óleo em água em que as gotículas de óleo estão dispersas na fase aquosa contínua

> Microemulsões de água em óleo em que as gotículas de água estão dispersas na fase contínua do óleo;

> Microemulsões bi-contínuas em que microdomínios de óleo e água estão inter-dispersos no sistema.

Nos três tipos de microemulsões, a interface é estabilizada por uma combinação adequada de tensioactivos e/ou co-surfactantes. A principal diferença entre as emulsões e as microemulsões é que as primeiras, embora possam apresentar uma excelente estabilidade cinética, são fundamentalmente instáveis do ponto de vista termodinâmico e acabarão por se separar(1). Outra diferença importante diz respeito à sua aparência; as emulsões são turvas, enquanto as microemulsões são claras ou translúcidas. Além disso, existem diferenças distintas no seu método de preparação, uma vez que as emulsões requerem uma grande quantidade de energia, enquanto as microemulsões não. Este último ponto tem implicações óbvias quando se considera o custo relativo da produção comercial dos dois tipos de sistemas.

Existe uma grande variedade de estruturas internas nos sistemas de microemulsão. Podem ser micelas esféricas, esferóides ou cilíndricas em forma de bastonete e podem existir nas fases cúbica, hexagonal ou lamelar. As quantidades relativas de fase aquosa, fase oleosa e tensioativo necessárias para formar uma microemulsão podem ser determinadas com a ajuda de diagramas de fase triangulares/ternários.

Tabela.1 Diferenças entre microemulsões e emulsões

Microemulsões	**Emulsões**
Termodinamicamente estável	Termodinamicamente instável
Opticamente transparente	Termodinamicamente instável
Tensão interfacial 10-2-10-4 m Nm-1	Tensão interfacial 20-50 m Nm-1
Pode ser monofásico ou multifásico	Apenas fases múltiplas
Não necessitam de energia para a sua formação	Energia externa necessária para a formação

Capítulo 2

Mecanismo de formação de microemulsões

A formação e a estabilidade das microemulsões podem ser explicadas com base numa racionalização termodinâmica simplificada. Pode considerar-se que a energia livre da formação de microemulsões depende do grau em que o tensioativo reduz a tensão superficial da interface óleo-água e da alteração da entropia do sistema, de tal modo que,

D G_f = Y *DA* - *T* D *S*

Em que DG_f é a energia livre de formação, y é a tensão superficial da interface óleo-água, *DA* é a alteração da área interfacial na microemulsificação, *DS* é a alteração da entropia do sistema, que é efetivamente a entropia de dispersão, e *T* é a temperatura. Deve notar-se que, quando se forma uma microemulsão, a alteração na *DA* é muito grande devido ao grande número de gotículas muito pequenas que se formam. No entanto, é necessário reconhecer que, embora o valor de y seja sempre positivo, é muito pequeno (da ordem de fracções de m N/m) e é compensado pela componente entrópica. A contribuição entrópica favorável dominante é a entropia de dispersão muito grande resultante da mistura de uma fase na outra sob a forma de um grande número de pequenas gotículas. No entanto, as contribuições entrópicas favoráveis resultam também de outros processos dinâmicos, como a difusão do tensioativo na camada interfacial e a troca de tensioactivos monómeros-micelas. Assim, obtém-se uma energia livre de formação negativa quando grandes reduções da tensão superficial são acompanhadas de alterações entrópicas favoráveis significativas. Nestes casos, a microemulsificação é espontânea e a dispersão resultante é termodinamicamente estável.

Embora se saiba que são vários os factores que determinam a formação de um sistema o/o ou o/w, em geral, pode supor-se que a microemulsão mais provável é aquela em que a fase com menor fração de volume forma as gotículas, ou seja, a fase interna.

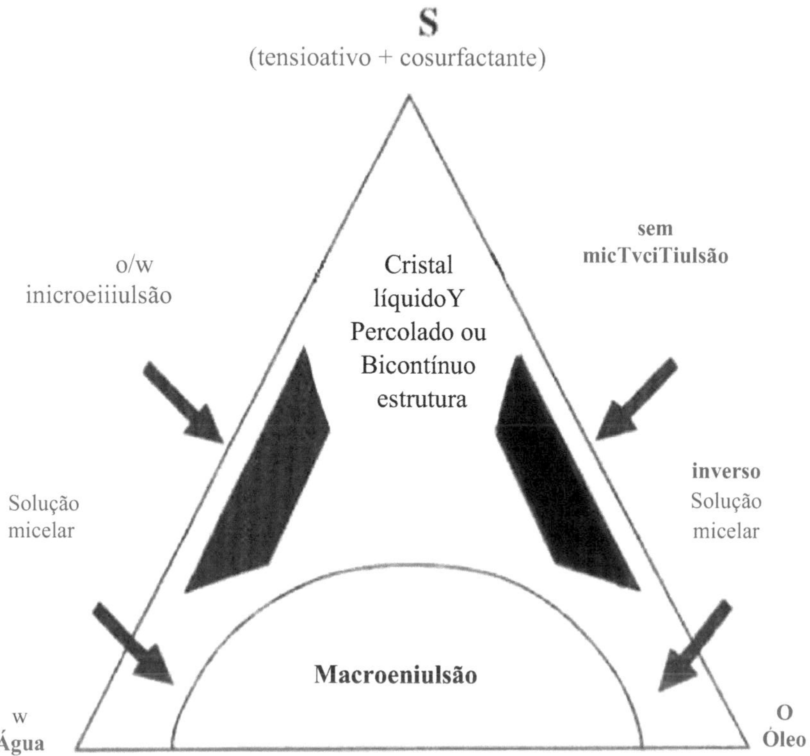

Figura 1. Mecanismo de formação de microemulsões

As microemulsões são dispersões termodinamicamente estáveis de óleo e água estabilizadas por um tensioativo e, em muitos casos, também por um co-surfactante.(2-5) As microemulsões podem ser do tipo gotículas, quer com gotículas esféricas de óleo dispersas num meio contínuo de água (microemulsões óleo em água, O/W), quer com gotículas esféricas de água dispersas num meio contínuo de óleo (microemulsões água em óleo, W/O). As microemulsões de tipo gota podem ser um sistema monofásico ou parte de um sistema bifásico em que a fase de microemulsão coexiste com uma fase dispersa em excesso (uma fase superior de excesso de óleo no caso das microemulsões O/W e uma fase inferior de excesso de água no caso das microemulsões W/O). Existem também microemulsões que não são do tipo gota, designadas por microemulsões de fase intermédia. Neste caso, a fase de microemulsão faz parte de um sistema trifásico com a fase de microemulsão no meio coexistindo com uma fase superior de excesso de óleo e uma fase inferior de excesso de água.

Uma estrutura possível desta microemulsão de fase intermédia, caracterizada por microdomínios de óleo e água distribuídos aleatoriamente e pela bi-continuidade nos domínios do óleo e da água, é conhecida como microemulsão bi-contínua. Numerosos estudos experimentais mostraram(2,3,5) que se pode conseguir uma transição de um sistema bifásico envolvendo uma microemulsão do tipo gotículas O/W para um sistema bifásico envolvendo uma microemulsão do tipo gotículas W/O passando por um sistema trifásico contendo uma microemulsão bi contínua (Figura 2).

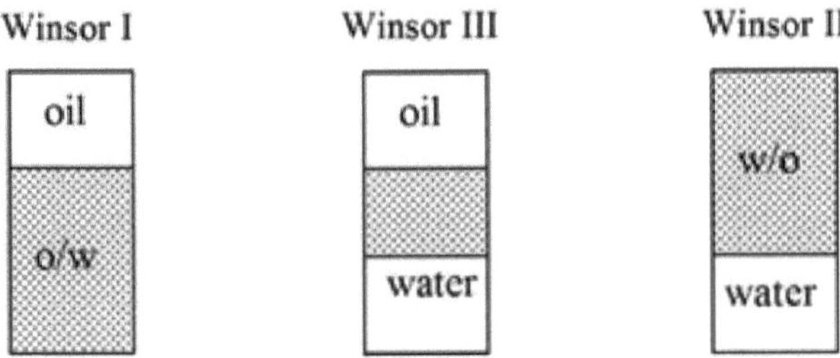

Figura 2 Tipos de microemulsão

Estas transições de fase podem ser realizadas de muitas maneiras diferentes, por exemplo, aumentando a concentração de electrólitos adicionados quando o tensioativo utilizado é iónico, aumentando a temperatura quando o tensioativo é não iónico e aumentando a concentração de álcool (normalmente butanol para hexanol) quando o tensioativo é iónico, não iónico ou zwitter iónico. Os estudos teóricos sobre microemulsões têm-se centrado em várias caraterísticas dos sistemas complexos acima referidos(4-11).

No entanto, atualmente não existe nenhum modelo que possa prever o comportamento detalhado das fases e as caraterísticas microestruturais dos sistemas de microemulsão a partir da composição e das estruturas moleculares das moléculas constituintes. Tais modelos foram formulados no nosso trabalho anterior para micelas, vesículas e micelas mistas em meios aquosos e para a solubilização de óleo dentro de tais agregados. Estes modelos são aqui alargados às microemulsões. Nesta base, é desenvolvida uma abordagem preditiva para as várias caraterísticas das microemulsões, tais como o raio da gota, o número de moléculas de várias espécies numa gota e as dispersões de tamanho e composição das gotas. O modelo também permite a previsão da tensão interfacial entre a microemulsão e a fase coexistente. Além disso, o modelo permite examinar a transição de um sistema bifásico envolvendo uma microemulsão do tipo gotícula para um sistema trifásico envolvendo uma microemulsão bi-contínua, sendo também previsto o comprimento de persistência em microemulsões bi-contínuas. No desenvolvimento de um tratamento molecular para microemulsões, tomamos em consideração o empacotamento da cadeia, que depende da curvatura dos agregados, a auto-associação do álcool no óleo, a penetração da região da camada interfacial da microemulsão pelas moléculas de óleo, os seus efeitos no empacotamento da cadeia e nas energias interfaciais, e as interações de núcleo duro entre as gotículas.

Uma vez que o presente tratamento das microemulsões é uma extensão da nossa abordagem à micelização e solubilização, muitos dos aspectos do modelo acima referidos, que foram apresentados em pormenor em artigos anteriores, são aqui apenas resumidos. Duas caraterísticas adicionais incluídas neste documento são a auto-associação do álcool em domínios de óleo e interações repulsivas de esfera dura entre gotículas. Para ilustrar a presente teoria, foram efectuados cálculos para um sistema constituído por um tensioativo aniónico, óleo, água, álcool e eletrólito. Obviamente, este modelo pode ser facilmente aplicado a microemulsões mais simples sem álcool, em que as transições de fase são causadas pela variação da concentração do eletrólito ou da temperatura.

Teorias e Termodinâmica de Formulações Microemulsionadas: Historicamente, três abordagens diferentes têm sido propostas para explicar a formação de microemulsões e os aspectos de estabilidade

(i) Teorias de películas interfaciais ou mistas
(ii) Teorias de solubilização e
(iii) Tratamentos termodinâmicos.

As caraterísticas importantes da microemulsão são a estabilidade termodinâmica, a transparência ótica, a grande área interfacial global (cerca de 100 m2 /ml), a variedade de estruturas, a baixa tensão interfacial e o aumento da solubilização da fase dispersa óleo/água. A microemulsão requer mais tensioativo do que a emulsão para estabilizar uma grande área interfacial global. A tensão interfacial entre o óleo e a água pode ser reduzida pela adição e adsorção de tensioativo. Quando a concentração de tensioativo é aumentada, a tensão interfacial diminui até à CMC (Concentração Micelar Crítica). A formação micelar inicia-se para além desta concentração de tensioativo. Esta tensão interfacial negativa conduz a um aumento simultâneo e espontâneo da área da interface. A grande área interfacial formada pode dividir-se num grande número de conchas fechadas em torno de pequenas gotículas de óleo em água ou de água em óleo e diminuir ainda mais a energia livre do sistema. Em muitos casos, a tensão interfacial ainda não é ultra baixa quando a CMC é atingida. Foi estudado e observado por Schulman e colaboradores que a adição de um cosurfactante (álcool ou amina de tamanho médio) ao sistema resulta numa tensão interfacial praticamente nula. A adição adicional de um tensioativo (onde a tensão interfacial (y) é zero) conduz a uma tensão interfacial negativa.

Teorias de película mista/interfacial: A entropia relativamente grande da mistura de gotículas e meio contínuo explica a formação espontânea da microemulsão. Schulman enfatizou a importância da película interfacial. Consideraram que a formação espontânea de gotículas de microemulsão se devia à formação de uma película complexa na interface óleo-água pelo surfactante e co-surfactante. Este facto provocou uma redução da tensão interfacial óleo-água para valores muito baixos (de próximos de zero a negativos) que é representada pela seguinte equação: y i= Y o/w-ni- equação (1) Onde, Y o/w = Tensão interfacial óleo-água sem a presença da película ni = Pressão de espalhamento y i = Tensão interfacial

Mecanismo de curvatura de uma película duplex: Para explicar a estabilidade do sistema e a curvatura da interface, a película interfacial deve ser curvada para formar pequenas gotas. Uma película duplex plana estaria sob tensão devido à diferença de tensão e à propagação da pressão de um lado e do outro. A redução deste gradiente de tensão, igualando as duas tensões superficiais, é a força motriz da curvatura da película. Os dois lados da interface expandem-se espontaneamente com a penetração do óleo e do co-surfactante até que as pressões se tornem iguais. O lado com maior tensão seria côncavo e envolveria o líquido desse lado, tornando-o uma fase interna. Em geral, é mais fácil expandir o lado do óleo de uma interface do que o lado da água e, por conseguinte, a microemulsão W/O pode ser formada mais facilmente do que a microemulsão O/W.

Teorias de solubilização: Shinoda et al. consideraram a microemulsão como uma solução monofásica termodinamicamente estável de micelas esféricas inchadas com água (W/O) ou com óleo (O/W). Rance e Friberg ilustraram a relação entre micelas inversas e microemulsão W/O com a ajuda de diagramas de fase. A região de micelas inversas do sistema ternário, isto é, água, pentanol e dodecil sulfato de sódio (SDS), é composta por micelas inversas de SDS solubilizadas em água e em pentanol. A adição de oxileno até 50% dá origem a uma região transparente W/O contendo um máximo de 28% de água com 5% de pentanol e 6% de tensioativo (isto é, microemulsões). O diagrama de fases quaternárias construído aquando da adição de p-xileno mostra a relação destas zonas com a fase micelar inversa isotrópica. Estes sistemas de quatro componentes podem ser preparados adicionando hidrocarbonetos diretamente à fase micelar inversa por titulação. Assim, o sistema consiste principalmente em micelas inversas inchadas em vez de pequenas gotículas de emulsão.

Teorias termodinâmicas Esta teoria explica a formação de microemulsões mesmo na

ausência de co-surfactante. A energia livre de formação da microemulsão pode ser considerada como dependendo do grau em que o tensioativo diminui a tensão superficial da interface óleo-água - equação (2) e da alteração da entropia do sistema, de tal modo que AGm =AG1+AG2+AG3- TAS AGm = variação da energia livre para a formação da microemulsão AG1 = variação da energia livre devida ao aumento da área superficial total AG2 = variação da energia livre devida à interação entre as gotículas AG3 = variação da energia livre devida à adsorção do tensioativo na interface óleo/água a partir do óleo ou da água AS = aumento da entropia equação (3), devido à dispersão do óleo sob a forma de gotículas Por outro lado, podemos escrevê-la da seguinte forma: AGf = YAA-TAS- Onde, AGf = Energia livre da formulação y = Tensão superficial da interface óleo-água AA = Variação da área superficial na microemulsificação AS = Variação da entropia do sistema T = Temperatura.
A teoria termodinâmica tem em conta a entropia das gotículas e as flutuações térmicas na interface como parâmetros importantes que conduzem à instabilidade da flexão interfacial. Originalmente, os trabalhadores propuseram que, para a formação de uma microemulsão, era necessário um valor negativo de y, mas atualmente reconhece-se que, embora o valor de y seja sempre positivo, é muito pequeno e é compensado pela componente entrópica. A contribuição entrópica favorável dominante é a entropia de dispersão muito grande resultante da mistura de uma fase na outra sob a forma de um grande número de pequenas gotículas. No entanto, espera-se também que haja contribuições entrópicas favoráveis resultantes de outros processos dinâmicos, tais como a difusão do tensioativo na camada interfacial e a troca de tensioactivos monómero-micelo. Assim, obtém-se uma energia livre de formação negativa quando grandes reduções da tensão superficial são acompanhadas de alterações entrópicas favoráveis significativas.
Nestes casos, a microemulsificação é espontânea e a dispersão resultante é termodinamicamente estável. Mais tarde, foi demonstrado que a acumulação do tensioativo e do co-surfactante na interface resulta numa diminuição do potencial químico, gerando uma alteração adicional da energia livre negativa, designada por efeito de diluição. Esta teoria explica o papel do co-surfactante e do sal numa microemulsão formada com tensioactivos iónicos. O co-surfactante produz um efeito de diluição adicional e diminui ainda mais a tensão interfacial. A adição de sais a um sistema que contém tensioactivos iónicos provoca efeitos semelhantes, protegendo o campo elétrico produzido pelo tensioativo iónico adsorvido. A adsorção de uma grande quantidade de tensioativo

Capítulo 3

Vantagens das microemulsões

(i) Sobre outra forma de dosagem

> Aumentar a taxa de absorção

> Elimina a variabilidade na absorção

> Ajuda a solubilizar medicamentos lipofílicos

> Fornece uma forma de dosagem aquosa para medicamentos insolúveis em água

> Aumenta a biodisponibilidade

> Podem ser utilizadas várias vias, como a tropical, a oral e a intravenosa, para administrar o produto

> Penetração rápida e eficaz do fármaco

> Útil para mascarar o sabor

> Proporciona proteção contra a hidrólise e a oxidação, uma vez que o medicamento na fase oleosa da microemulsão O/W não é exposto ao ataque da água e do ar.

> A forma de dosagem líquida aumenta a adesão dos doentes.

> Estes são termodinamicamente estáveis e requerem um mínimo de energia para a sua formação.

> Facilidade de fabrico e de aumento de escala

Este sistema é considerado vantajoso devido às suas vastas aplicações em sistemas coloidais de libertação de fármacos para efeitos de orientação e libertação controlada de fármacos.

(ii) Comparação de microemulsões com emulsões

As microemulsões são potenciais sistemas de transporte de medicamentos para várias vias de administração.

Estas são vantagens quando comparadas com outras formas de dosagem.

> Estes são termodinamicamente estáveis e requerem um mínimo de energia para a sua formação.

> Facilidade de fabrico e aumento de escala

> Este sistema é considerado vantajoso devido às suas vastas aplicações em sistemas coloidais de libertação de fármacos para efeitos de orientação e libertação controlada de fármacos.

> Melhoria da biodisponibilidade oral: A microemulsão é uma nova abordagem para melhorar a solubilidade em água e, em última análise, a biodisponibilidade dos fármacos lipofílicos através da sua forma solubilizada e microemulsionada no trato gastrointestinal e o aumento da área de superfície específica permite um

transporte mais eficiente do fármaco através da camada limite aquosa intestinal e através da membrana absorvente da borda em escova, o que conduz a uma melhor biodisponibilidade.

> Melhoria da biodisponibilidade de fármacos antifúngicos e anti-inflamatórios através de microemulsão tópica.

> Redução da variabilidade inter-sujeitos e intra-sujeitos: Há vários fármacos que apresentam uma grande variação de absorção inter-sujeitos e intra-sujeitos, o que leva a uma diminuição do desempenho do fármaco e ao incumprimento por parte do doente. O sistema de administração de fármacos em microemulsão é uma abordagem comprovada para ultrapassar a variação inter e intra-sujeito.

> Como forma de dosagem sólida para administração oral: A microemulsão pode ser convertida em várias formas de dosagem sólidas por adsorção na superfície sólida.

> Capacidade de fornecer péptidos que são propensos à hidrólise enzimática no TGI

> Redução dos efeitos dos alimentos: a microemulsão é independente dos alimentos e a microemulsão oferece reprodutibilidade do perfil plasmático.

> Sem influência do processo de digestão dos lípidos: As microemulsões não são necessariamente digeridas antes de o fármaco ser absorvido, uma vez que apresentam o fármaco na forma microemulsionada, que pode penetrar facilmente na mucina e na camada não agitada de água (23).

(iii) Vantagens dos sistemas baseados em microemulsão

> As microemulsões apresentam várias vantagens como sistema de administração de medicamentos.

> As microemulsões são sistemas termodinamicamente estáveis e a estabilidade permite a auto-emulsificação do sistema cujas propriedades não dependem do processo seguido.

> As microemulsões actuam como supersolventes de fármacos. Podem solubilizar fármacos hidrofílicos e lipofílicos, incluindo fármacos que são relativamente insolúveis em solventes aquosos e hidrofóbicos. Isto deve-se à existência de microdomínios de polaridade diferente na mesma solução monofásica.

> A fase dispersa, lipofílica ou hidrofílica (microemulsões óleo em água, O/W, ou água em óleo, W/O) pode comportar-se como um reservatório potencial de fármacos lipofílicos ou hidrofílicos, respetivamente. O fármaco divide-se entre a fase dispersa e a fase contínua e, quando o sistema entra em contacto com uma membrana semipermeável, o fármaco pode ser transportado através da barreira.

A libertação do fármaco com cinética de pseudo-ordem zero pode ser obtida, dependendo do volume da fase dispersa, da partição do fármaco e da taxa de transporte do fármaco.

- O diâmetro médio das gotículas nas microemulsões é inferior a 0,22 mm; podem ser esterilizadas por filtração. O pequeno tamanho das gotículas nas microemulsões, por exemplo, inferior a 100 nm, produz uma área interfacial muito grande, a partir da qual o fármaco pode ser rapidamente libertado para a fase externa quando ocorre a absorção (in vitro ou in vivo), mantendo a concentração na fase externa próxima dos níveis iniciais.
- As mesmas microemulsões podem transportar tanto fármacos lipofílicos como hidrofílicos.
- Devido à estabilidade termodinâmica, as microemulsões são fáceis de preparar e não requerem uma contribuição significativa de energia durante a preparação. As microemulsões têm baixa viscosidade em comparação com outras emulsões.
- A utilização de microemulsões como sistemas de distribuição pode melhorar a eficácia de um fármaco, permitindo reduzir a dose total e, assim, minimizar os efeitos secundários.
- A formação de microemulsões é reversível. Podem tornar-se instáveis a baixas ou altas temperaturas, mas quando a temperatura regressa ao intervalo de estabilidade, a microemulsão reforma-se.

Capítulo 4

Materiais utilizados na formulação de microemulsões

As microemulsões são dispersões coloidais compostas por uma fase oleosa, uma fase aquosa, um tensioativo e um co-sensioactivo em proporções adequadas. Ao contrário das emulsões grosseiras micronizadas com energia externa, as microemulsões baseiam-se numa tensão interfacial baixa. Isto é conseguido através da adição de um co-surfactante, o que leva à formação espontânea de uma microemulsão termodinamicamente estável. O tamanho das gotículas na fase dispersa é muito pequeno, normalmente inferior a 140 nm de diâmetro, o que torna as microemulsões líquidos transparentes(12) .

Sabe-se que o ácido oleico, um ácido gordo com uma ligação dupla na estrutura da cadeia, perturba a barreira lipídica no estrato córneo ao formar domínios separados que interferem com a continuidade do estrato córneo multilamelar e podem induzir vias altamente permeáveis no estrato córneo(16,17,18). O miristato de isopropilo (IPM) é utilizado como potenciador da permeação em formulações transdérmicas. Os tensioactivos não iónicos são amplamente utilizados em formulações tópicas como agentes solubilizantes, mas alguns resultados recentes indicam que podem também afetar a função de barreira da pele(19)

Os tensioactivos utilizados para estabilizar estes sistemas podem ser:

- Não-iónico
- Zwitter iónico
- Catiónico
- Tensioactivos aniónicos

Uma combinação destes tensioactivos, nomeadamente iónicos e não iónicos, pode ser muito eficaz para aumentar a extensão da região de microemulsão. Entre os exemplos de *não-iónicos* contam-se os tensioactivos de poli-oxietileno como o Brij 35 (C12E35) ou os ésteres de açúcar como o monooleato de sorbitano (Span 80). Os fosfolípidos são um exemplo notável de *tensioactivos zwitter iónicos* e apresentam uma excelente biocompatibilidade. As preparações de lecitina de várias fontes, incluindo soja e ovo, estão disponíveis comercialmente e contêm diacilfosfatidilcolina como seu principal constituinte(20,21,22,23) Os sais de alquil amónio quaternário formam uma das classes mais conhecidas de *tensioactivos catiónicos*, com o brometo de hexadeciltrimetil amónio (CTAB) (Rees et al, 1995) e o tensioativo de cauda dupla brometo de didodecilamónio (DDAB) contam-se entre os mais conhecidos (Olla et al., 1999). O *tensioativo aniónico* mais estudado é provavelmente o bis-2-etil-hexilsulfossuccinato de sódio (AOT), que tem uma cauda dupla e é um estabilizador particularmente eficaz das microemulsões m/m(24).

Os tensioactivos de cadeia longa ou de elevada massa molecular (>1000) incluem: Gelatina, caseína, lecitina (fosfatídeos), goma acácia, colesterol, tragacanto, éteres alquílicos de polioxietileno, por exemplo, éteres de macrogol como o cetomacrogol 1000, derivados de óleo de rícino polioxietileno, ésteres de ácidos gordos de polioxietileno sorbitano, por exemplo, os Tweens disponíveis no mercado, polietilenoglicóis, estearatos de polioxietileno, dióxido de silício coloidal, fosfatos, dodecilsulfato de sódio, carboximetilcelulose de cálcio, carboximetilcelulose de sódio, metilcelulose hidroxietilcelulose, hidroxipropilcelulose, ftalato de hidroxipropilmetilcelulose, celulose microcristalina, silicato de alumínio e magnésio, trietanolamina, álcool polivinílico e polivinilpirrolideno (PVP).
Os tensioactivos de baixo peso molecular (<1000) incluem: Ácido esteárico, cloreto de benzalcónio, estearato de cálcio, monoestearato de glicerol, álcool cetoestearílico, cera emulsionante de cetomacrogol e ésteres de sorbitano.
É geralmente aceite que os tensioactivos de baixo HLB (3-6) são preferidos para a formação de microemulsões m/m, enquanto os tensioactivos com HLB elevado (8-18) são preferidos para a formação de sistemas de microemulsão o/w. Os tensioactivos iónicos, tais como o dodecilsulfato de sódio, que têm HLB superiores a 20, requerem frequentemente a presença de um co-tensioativo para reduzir o seu HLB efetivo para um valor dentro do intervalo necessário para a formação de microemulsões.Na maioria dos casos, os tensioactivos de cadeia simples não são capazes, por si sós, de reduzir a tensão interfacial óleo/água o suficiente para permitir a formação de uma microemulsão. Os álcoois de cadeia média, que são normalmente adicionados como co-tensioactivos, têm por efeito reduzir ainda mais a tensão interfacial, aumentando simultaneamente a fluidez da interface e, por conseguinte, a entropia do sistema (25,26).

Capítulo 5

Preparação da microemulsão

O fármaco é dissolvido na parte lipofílica da microemulsão, isto é, o óleo, e as fases aquosas podem ser combinadas com um tensioativo e um co-tensioativo, que é depois adicionado a um ritmo lento com agitação gradual até o sistema ficar transparente. A quantidade de tensioativo e de co-tensioativo a adicionar e a percentagem de fase oleosa que pode ser incorporada devem ser determinadas com a ajuda do diagrama de fases pseudo-ternário. Por fim, pode utilizar-se um aparelho de ultra-sons para obter o tamanho desejado dos glóbulos dispersos. Deixa-se então equilibrar. O gel pode ser preparado adicionando um agente gelificante à microemulsão acima referida. Os carbómeros (polímeros de ácido poliacrílico reticulado) são o agente gelificante mais utilizado.

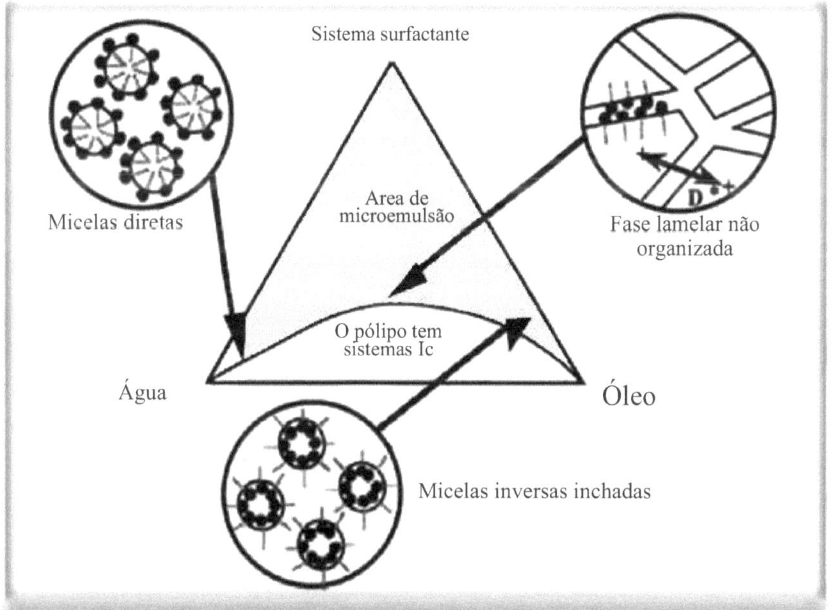

Figura 3 Preparação da microemulsão

As microemulsões são sistemas isotrópicos, que são mais difíceis de formular do que as emulsões normais, porque a sua formulação é um processo altamente específico que envolve interações espontâneas entre as moléculas constituintes. Trata-se de sistemas termodinamicamente estáveis que se dividem em três tipos:

(1) microemulsões de óleo em água (o/w),

(2) Microemulsão água-em-óleo (w/o)

(3) microemulsões bicontínuas.

Muitos investigadores em várias literaturas relataram as técnicas de formulação para microemulsões. Estas técnicas são principalmente a construção de diagramas pseudoternários e o método de titulação (Lawrence et al 2000). Independentemente do tipo de sistemas microemulsionados, as microemulsões podem ser facilmente formuladas misturando o componente oleoso com os componentes tensioactivos e co-surfactantes. Os componentes aquosos podem ser adicionados gradualmente à mistura de óleo com os componentes tensioactivos e co-sensioactivos. Uma vez que as microemulsões são sistemas termodinamicamente estáveis, a sua formação espontânea é facilitada pela formação de micelas, sem que seja necessário introduzir energia externa no sistema. O diagrama de fases ternárias é uma ferramenta muito importante para estudar o comportamento das fases do sistema de microemulsão. O diagrama de fases ternário pode ser representado num formato triangular, em que cada coordenada representa um componente da microemulsão com uma concentração de 0100% num incremento de 10%. Se forem investigados quatro ou mais componentes para o sistema de microemulsão, as misturas binárias, como tensioativo/cosurfactante ou óleo/fármaco, são consideradas nas ordenadas e será construído um diagrama de fases pseudo-ternário. As vantagens associadas às técnicas de titulação são o facto de serem rápidas, razoavelmente exactas, precisas e económicas devido ao número limitado de lotes de ensaio. No entanto, a principal desvantagem é que, embora possa fornecer uma imagem real da fronteira de fase entre a região polifásica e monofásica, os diferentes tipos de microemulsão o/w, w/o e bicontínua dentro da região monofásica não podem ser identificados a partir do diagrama de fase que é construído com base no método de titulação sem caraterização adicional (Lawrence et al 2000).

Capítulo 6

Avaliação de microemulsões

Para caraterizar a microemulsão, devem ser efectuadas medições do tamanho das gotículas, da viscosidade, da densidade, da turbidez, do índice de refração, da separação de fases e do pH. A distribuição do tamanho das gotículas das vesículas da microemulsão pode ser determinada através da técnica de dispersão da luz ou da microscopia eletrónica. Esta técnica tem sido defendida como o melhor método para prever a estabilidade da microemulsão. As técnicas envolvidas são as seguintes:

> **Medições dinâmicas de dispersão de luz:**
As medições DLS são efectuadas a 90° num espetrofotómetro de dispersão dinâmica da luz que utiliza um laser de néon de comprimento de onda de 632 nm. O processamento dos dados é efectuado no computador incorporado no instrumento.

> **Polidispersão:**
Estudado com o refratómetro de Abbe.

> **Análise de fase:**
Para determinar o tipo de microemulsão que se formou, o sistema de fases (o/w ou w/o) das microemulsões é determinado através da medição da condutividade eléctrica utilizando um condutivímetro.

> **Medição da viscosidade**
A viscosidade das microemulsões de várias composições pode ser medida a diferentes taxas de cisalhamento e a diferentes temperaturas, utilizando um viscosímetro rotativo do tipo Brookfield. A sala de amostras do instrumento deve ser mantida a 37 ± 0,2°C por um banho térmico, e as amostras para a medição devem ser imersas nele antes do teste.

> **Estudos de permeação de fármacos in vitro**
Determinação do coeficiente de permeabilidade e do fluxo: A pele de cadáveres humanos excisada do abdómen pode ser obtida de mortos que tenham sido submetidos a autópsia há não mais de 5 dias no hospital. A pele é armazenada a 4C e a epiderme é separada. A pele é primeiro imersa em água purificada a 60^0 C durante 2 minutos e a epiderme é depois retirada. As amostras de pele secas podem ser conservadas a -20^0 C para utilização posterior. Em alternativa, pode ser utilizada a pele dorsal de espessura total de ratinhos machos sem pelo. A pele deve ser excisada, lavada com solução salina normal e utilizada.

A permeabilidade passiva de um fármaco lipofílico através da pele é investigada utilizando células de difusão de Franz com uma área difusional efectiva conhecida. São utilizadas amostras de pele hidratada. O compartimento recetor pode conter um agente complexante como a ciclodextrina na fase recetora, que aumentará a solubilidade e permitirá a manutenção das condições de afundamento nas experiências. As amostras são retiradas a intervalos regulares e analisadas quanto à quantidade de fármaco libertado.

> **Estudos in vivo**

Estudos de biodisponibilidade: Biodisponibilidade cutânea da microemulsão aplicada topicamente em ratos: Os ratos Sprague-Dawley machos (400-500 g) devem ser anestesiados (15 mg/kg de pentobarbital sódico I.P.) e colocados de costas. Os pêlos da pele abdominal devem ser aparados e depois banhados suavemente com água destilada. A anestesia deve ser mantida com 0,1 ml de pentobarbital (15 mg/ml) ao longo da experiência. As microemulsões devem ser aplicadas na superfície da pele (1,8 cm^2) e coladas à pele com uma borracha de silicone. Após 10, 30 e 60 minutos de estudo in vivo, os ratos devem ser mortos por aspiração de éter etílico. As áreas da pele expostas ao fármaco são esfregadas três a quatro vezes com três camadas de compressas de gaze, depois banhadas durante 30 segundos com água corrente, limpas cuidadosamente, cortadas com fita adesiva (tiras X10) e colhidas dos animais.

Determinação do fármaco residual que permanece na pele aquando da administração tropical: A pele nos estudos de permeação acima referidos pode ser utilizada para determinar a quantidade de fármaco na pele. A pele é limpa com gaze embebida em solução de lauril sulfato de sódio a 0,05% e banhada com água destilada. A área de permeação deve ser cortada e pesada e o teor de fármaco pode ser determinado na solução límpida obtida após extração com um solvente adequado e centrifugação.

> **Estudos farmacológicos**

A eficácia terapêutica pode ser avaliada em relação à ação farmacológica específica que o medicamento pretende demonstrar, de acordo com as diretrizes estabelecidas.

> **Estimativa da irritação cutânea**

Dado que a formulação se destina a aplicação dérmica, deve testar-se a irritabilidade cutânea. A zona dorsal do tronco é raspada com uma tesoura 24 horas antes da experiência. A pele deve ser cicatrizada com uma lanceta. Aplica-se 0,5 ml de produto e, em seguida, cobre-se com gaze e uma película de polietileno e fixa-se com uma ligadura adesiva hipoalergénica. O teste é removido após 24 horas e a pele exposta é classificada quanto à formação de edema e eritema. A classificação é repetida 72 horas mais tarde. Com base na pontuação, a formulação deve ser classificada como "não irritante", "irritante" e "altamente irritante".

- **Estudos de estabilidade**

  A estabilidade física da microemulsão deve ser determinada em diferentes condições de armazenamento (4, 25 e 40 °C) durante 12 meses. As preparações frescas, bem como as que foram mantidas sob várias condições de stress durante um longo período de tempo, são submetidas a uma análise da distribuição do tamanho das gotículas. O efeito do tensioativo e da sua concentração no tamanho das gotículas é também estudado.

Capítulo 7

Aplicações das microemulsões

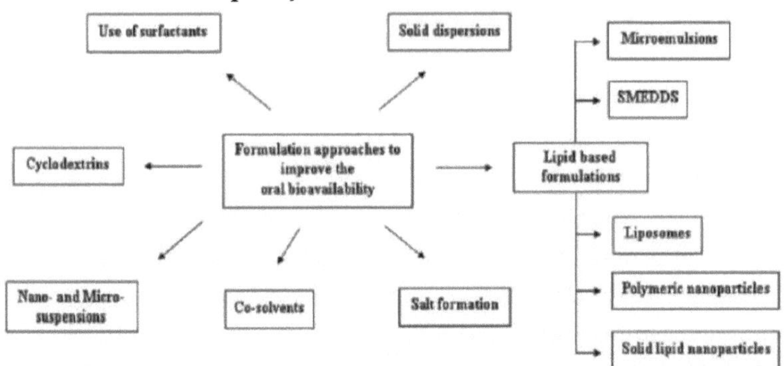

Figura 4 Abordagens de formulação da microemulsão

> **Microemulsão na administração de medicamentos**

Administração oral

O desenvolvimento de sistemas de administração oral eficazes tem sido sempre um desafio para os investigadores, uma vez que a eficácia dos fármacos pode ser limitada pela instabilidade ou fraca solubilidade no fluido gastrointestinal. As microemulsões têm o potencial de aumentar a solubilização de fármacos pouco solúveis (em particular os BCS classe II ou classe IV) e de ultrapassar os problemas de biodisponibilidade relacionados com a dissolução. Devido à presença de domínios polares, não polares e interfaciais, os fármacos hidrofílicos, incluindo as macromoléculas, podem ser encapsulados com solubilidade variável. Estes sistemas têm protegido os fármacos incorporados contra a oxidação, a degradação enzimática e aumentam a permeabilidade da membrana. Atualmente, Sandimmune Neoral(R) (Ciclosporina A), Fortovase(R) (Saquinavir), Norvir(R) (Ritonavir), etc. são as formulações de microemulsão disponíveis no mercado. A formulação em microemulsão pode ser potencialmente útil para melhorar a biodisponibilidade oral de fármacos pouco solúveis em água, aumentando a sua solubilidade no fluido gastrointestinal.

Administração parentérica

A formulação de formas de dosagem parentérica de fármacos lipofílicos e hidrofílicos tem-se revelado difícil. As microemulsões O/w são benéficas para a administração parentérica de fármacos pouco solúveis quando não é necessária a administração de uma suspensão. Proporcionam um meio de obter uma concentração relativamente elevada destes fármacos, o que normalmente requer uma administração frequente. Outras vantagens são o facto de apresentarem uma maior estabilidade física no plasma do que os lipossomas ou outros veículos e de a fase oleosa interna ser mais resistente à lixiviação do fármaco. Vários fármacos pouco solúveis foram formulados em microemulsão o/w para administração parentérica. Uma abordagem alternativa foi adoptada por Von Corsewant e Thoren, na qual os álcoois C3-C4 foram substituídos por co-surfactantes aceitáveis para a administração parentérica, polietilenoglicol (400) / polietilenoglicol (660) 12- hidroxiestearato / etanol, mantendo simultaneamente uma película de surfactante flexível e uma curvatura espontânea próxima de zero para obter uma microemulsão de fase intermédia quase equilibrada.

Administração tópica

A administração tópica de fármacos pode apresentar vantagens em relação a outros métodos por várias razões, uma das quais é evitar o metabolismo hepático de primeira passagem, a degradação salivar e a degradação do fármaco no estômago e os efeitos tóxicos associados. Outra razão é a entrega direta e a possibilidade de atingir as áreas afectadas da pele ou dos olhos. Atualmente, tem havido uma série de estudos no domínio da penetração do fármaco na pele. As microemulsões são capazes de incorporar fármacos hidrofílicos (5-flurouracil, cloridrato de apomorfina, cloridrato de difenidramina, cloridrato de tetracaína, metotrexato) e lipofílicos (estradiol, finasterida, cetoprofeno, meloxicam, felodipina, triptolida) e melhorar a sua permeação. Uma vez que a formação de microemulsões requer uma elevada concentração de tensioactivos, o aspeto da irritação cutânea deve ser considerado, especialmente quando se destinam a ser aplicados durante um período mais longo.

Entrega oftálmica

Nas formas de dosagem oftálmicas convencionais, os fármacos solúveis em água são administrados em solução aquosa, enquanto os fármacos insolúveis em água são formulados em suspensão ou pomada. A baixa biodisponibilidade corneana e a falta de eficácia no segmento posterior do tecido ocular são alguns dos problemas graves destes sistemas. A investigação recente tem-se centrado no desenvolvimento de sistemas de administração novos e mais eficazes. As microemulsões surgiram como uma forma de dosagem promissora para uso ocular. O cloranfenicol, um antibiótico utilizado no tratamento do tracoma e da queratite, nos colírios comuns hidrolisa-se facilmente. Lv *et al.* investigaram a microemulsão composta por Span 20, Tween 20, isopropilmiristato e água como potenciais sistemas de administração de fármacos para colírios. O clroanfenicol foi aprisionado na microemulsão o/w sem álcool. Os autores revelaram que a formulação da microemulsão continha muito menos glicol (principal produto de hidrólise) do que os colírios comerciais no final das experiências aceleradas. Assim, foi observado um aumento notável na estabilidade do cloranfenicol nas formulações em microemulsão. Fialho *et al.* estudaram colírios de dexametasona à base de microemulsão que apresentaram melhor tolerabilidade e maior biodisponibilidade. A formulação mostrou uma maior penetração no olho, o que permitiu a possibilidade de diminuir a frequência de dosagem, melhorando assim a adesão dos doentes.

Administração nasal

Recentemente, as microemulsões estão a ser estudadas como um sistema de administração para melhorar a absorção do fármaco através da mucosa nasal. Além disso, o polímero mucoadesivo ajuda a prolongar o tempo de permanência na mucosa. Lianly et al. investigaram o efeito do diazepam no tratamento de emergência do status epilepticus. Verificaram que a absorção nasal do diazepam era bastante rápida com uma dose de 2 mg kg-1 e que a concentração plasmática máxima do fármaco era atingida em 2-3 minutos.

Fármaco alvo

A orientação dos medicamentos para os diferentes tecidos tornou-se o objetivo mais desejável da administração de medicamentos. Ao alterar a farmacocinética e a biodistribuição dos fármacos e ao restringir a sua ação ao tecido visado, é possível aumentar a eficácia dos fármacos e reduzir concomitantemente os seus efeitos tóxicos. Shiokawa *et al.* apresentaram uma nova formulação de microemulsão para a ativação do antibiótico antitumoral lipofílico aclainomicina A (ACM) como alvo tumoral. Referiram que uma microemulsão ligada a folatos é viável para a administração de ACM dirigida a tumores. Também referiram que a modificação do folato com uma cadeia PEG suficientemente longa nas emulsões é uma forma eficaz de direcionar a emulsão para as células tumorais.

Entrega periodontal

A doença periodontal é um termo coletivo para uma série de afecções patológicas orais progressivas, como a inflamação e a degeneração das gengivas, dos ligamentos periodontais, do cemento e do osso de suporte. É uma das principais causas de perda de dentes. A invenção de Brodin *et al.* incluía uma nova composição farmacêutica compreendendo anestésico local em forma de óleo, surfactante, água e, opcionalmente, um agente mascarador de sabor. A composição apresentava-se sob a forma de uma emulsão ou microemulsão e tinha propriedades gelificantes termorreversíveis, ou seja, era menos viscosa à temperatura ambiente do que após a introdução numa membrana mucosa de um doente. O tensioativo na formulação conferiu as propriedades gelificantes termoreversíveis. Os tensioactivos preferidos foram o Poloxamer 188®, o Poloxamer 407® e o Arlatone 289®. A composição pode ser utilizada como anestésico local para o alívio da dor na cavidade oral em conjunto com a destartarização periodontal e o planeamento radicular e ultrapassou o problema dos produtos tópicos existentes (geleia, pomada ou spray), tais como a falta de eficácia devido a uma profundidade de penetração inadequada, uma duração demasiado curta e dificuldades de administração devido à dispersão, ao sabor, etc.

Direcionamento celular

Os ácidos nucleicos administrados às células são uma terapêutica promissora. A invenção de Monahan *et al.* incluía a inserção de ácido nucleico numa micela reversa para administração celular. Referiram-se a microemulsões sem microemulsões como micelas reversas. A micela inversa tinha a propriedade de compactar o ácido nucleico para facilitar o seu transporte. Para melhorar ainda mais o transporte, podem ser adicionadas ao complexo ácido nucleico-micela outras moléculas, como um tensioativo com uma ligação dissulfureto ou um polião. Outra vantagem da invenção foi a utilização de micelas reversas para a entrega de genes às células. A micela que contém o polinucleótido compactado pode ser utilizada como vesícula de reação, na qual podem ser adicionados ao ADN compostos adicionais, tais como um policátion. Além disso, o sistema polinucleótido/micela reversa foi utilizado como vesícula para a polimerização do modelo de ADN ou para o encapsulamento do ADN no qual o policátion foi reticulado. Outra vantagem foi o facto de a micela poder ser clivada em condições fisiológicas ao longo da via de transfecção (processo de entrega de um polinucleótido a uma célula). A utilização de micelas reversas cliváveis permitia uma melhor recuperação e purificação das biomoléculas, o que era difícil anteriormente. A invenção de Wheeler *et al.* estava relacionada com a administração celular de compostos hidrofóbicos em suportes de microemulsão. A microemulsão era constituída por uma mistura de óleo, um composto hidrofóbico e um lípido ligado a polietilenoglicol. O objetivo do lípido ligado ao polietilenoglicol era aumentar a estabilidade das composições de microemulsão.

O composto hidrofóbico residia num ambiente oleoso rodeado por uma monocamada de um lípido polar. A cabeça polar do lípido estava virada para o exterior para proporcionar compatibilidade com o ambiente aquoso externo e a cauda não polar estava virada para o ambiente interno de óleo. Uma porção de alvo, como a biotina, a avidina, a estreptavidina ou os anticorpos, pode ser ligada de forma covalente ou não covalente à monocamada lipídica. A composição pode também ser utilizada para fins de diagnóstico e terapêuticos.

Direcionamento para o tumor

Maranh ao sugeriu a utilidade das microemulsões como veículos para a administração de agentes quimioterapêuticos ou de diagnóstico a células neoplásicas, evitando as células normais. Eles reivindicaram um método para tratar neoplasias, em que as células neoplásicas têm um número maior de receptores de LDL (lipoproteína de baixa densidade) em comparação com as células normais. A microemulsão era constituída por um núcleo de ésteres de colesterol e não mais de 20% de triglicéridos rodeados por um núcleo de fosfolípidos e colesterol livre e continha um fármaco quimioterapêutico. A composição química das microemulsões era semelhante à da porção lipídica da lipoproteína de baixa densidade (LDL), mas não continha a porção proteica. Estas partículas artificiais de microemulsão incorporaram a apolipoproteína E do plasma (apo E) na sua superfície quando foram injectadas na corrente sanguínea ou incubadas com plasma. A apolipoproteína E servia de elemento de ligação entre as partículas da microemulsão e os receptores de LDL. As microemulsões podiam então ser incorporadas nas células através dos receptores de LDL e libertavam as moléculas incorporadas. Assim, foi possível obter uma concentração mais elevada de fármacos anticancerígenos nas células neoplásicas que têm uma expressão aumentada dos receptores. Desta forma, os efeitos tóxicos destes medicamentos nos tecidos e órgãos normais poderiam ser evitados. Em seres humanos, não observaram alterações na cinética plasmática da microemulsão marcada radioactivamente contendo carmustina ou citosinearabinosídeo, confirmando assim que a incorporação destes fármacos não diminuía a capacidade da microemulsão para incorporar apo E no plasma e ligar-se aos receptores. Shiokawa e colaboradores apresentaram uma nova formulação de microemulsão para o transporte de antibiótico antitumoral lipofílico aclacinomicina A (ACM) para tumores. As suas descobertas sugerem que uma microemulsão ligada ao folato é viável para a administração de ACM dirigida a tumores. O estudo mostrou que a modificação do folato com uma cadeia PEG suficientemente longa nas emulsões é uma forma eficaz de direcionar a emulsão para as células tumorais.

Direcionamento para o cérebro

A administração intranasal constitui uma via de administração simples, prática, económica, conveniente e não invasiva para a administração rápida de medicamentos ao cérebro. Permite o transporte direto de fármacos para o cérebro, contornando as barreiras cerebrais. Vyas *et al.* prepararam uma microemulsão mucoadesiva para um fármaco antiepilético, o clonazepam. O objetivo era proporcionar uma administração rápida ao cérebro do rato. O rácio cérebro/sangue em todos os pontos de amostragem até 8 horas após a administração intranasal de microemulsão mucoadesiva de clonazepam, em comparação com a administração i.v., foi 2 vezes superior, indicando uma maior extensão da distribuição do fármaco no cérebro.

Administração Ocular e Pulmonar

Para o tratamento de doenças oculares, os medicamentos são essencialmente administrados por via tópica. As microemulsões O/W têm sido investigadas para administração ocular, para dissolver fármacos pouco solúveis, para aumentar a absorção e para obter um perfil de libertação prolongado.

As microemulsões contendo pilocarpina foram formuladas utilizando lecitina, propilenoglicol e PEG 200 como co-surfactante e IPM como fase oleosa. As formulações eram de baixa viscosidade com um índice de refração adequado para aplicações oftalmológicas.

> **Microemulsão n em produtos farmacêuticos**

Os sistemas de formação de cristais líquidos, micelas e emulsões são amplamente utilizados em preparações farmacêuticas. A baixa capacidade de solubilização das micelas e a instabilidade das emulsões são desvantajosas. A facilidade de formação, a notável estabilidade independente do ambiente, a excelente capacidade de solubilização, etc. favorecem as microemulsões como uma proposta melhor do que outros sistemas compartimentados. A fase dispersa, lipofílica ou hidrofílica (tipo o/w ou w/o) pode atuar como um reservatório potencial de fármacos lipofílicos ou hidrofílicos que podem ser divididos entre a fase dispersa e a fase contínua. Ao entrar em contacto com uma membrana semipermeável, como a pele ou a mucosa, o fármaco pode ser transportado através da barreira(28).Tanto os fármacos lipofílicos como os hidrofílicos podem ser administrados em conjunto na mesma preparação. As formulações de baixa viscosidade que utilizam microemulsões com tensioactivos adequados compatíveis com proteínas podem ser utilizadas como soluções injectáveis, uma vez que são miscíveis com o sangue em qualquer proporção.

Ao contrário das emulsões, as microemulsões causam um mínimo de reacções imunológicas ou embolismo gordo. As proteínas não são desnaturadas nas microemulsões, embora sejam instáveis a temperaturas altas ou baixas. A dose total do fármaco pode ser reduzida quando aplicada através da via da microemulsão e, assim, os efeitos secundários podem ser minimizados. A toxicidade, a bioincompatibilidade dos tensioactivos e co-sensioactivos, a necessidade de concentrações elevadas para as formulações e outros factores relevantes, como a manutenção da estabilidade termodinâmica na gama de temperaturas entre 0° e 40°C, a salinidade, a pressão constante durante o armazenamento, a baixa capacidade de solubilização de fármacos de elevado peso molecular (e óleo), etc., limitam a utilização de microemulsões nos domínios farmacêutico e medicinal.

Uma aplicação prática interessante e específica da microemulsão o/w na indústria farmacêutica é a utilização de fluorocarbonetos fortemente hidrofóbicos (como óleos) para produzir substitutos de curta duração do plasma sanguíneo para manter o fornecimento de oxigénio nos sistemas vivos. Os componentes a utilizar devem ter um baixo potencial alérgico, uma boa compatibilidade fisiológica e uma elevada biocompatibilidade. Os requisitos de biocompatibilidade dos anfifílicos são preenchidos por lecitinas, tensioactivos não iónicos (Brijs, Arlacel 186, Spans, Tweens e AOT). As microemulsões são sistemas de administração promissores(27,28,29-31) que permitem a libertação sustentada ou controlada de fármacos para administração percutânea, peroral, tópica, transdérmica, ocular e parentérica. O aumento da absorção de fármacos, a modulação da cinética da libertação de fármacos e a diminuição da toxicidade são várias das vantagens do processo de libertação. Garcia-Celma28 analisou as microemulsões como sistemas de administração de medicamentos para diferentes tipos de fármacos, nomeadamente agentes antineoplásicos/ antitumorais (doxorrubicina, idarubicina, derivado da tetrabenzamidina), fármacos peptídicos (ciclosporina, insulina, vassopressina), simpatolíticos (bupranolol, timolol, levobunolol, propanolol), anestésicos locais (lidocaína, benzocaína, tetracaína, heptacaína), esteróides (testosterona, propionato de testosterona, enantato de testosterona, progesterona,acetato de medroxiprogestorano), ansiolíticos (benzodiazepinas), anti-infecciosos (cloitrimazol, ciclopirox olamina, nitrato de econazol, cloridrato de tetraciclina), vitaminas (menadiona, ácido ascórbico), anti-inflamatórios (butibufeno, indometacina) e produtos dermatológicos (tirocina, ácido azelaico, octil dimetil PABA, 2-etil hexil *p-metoxi* cinamato). Foram recentemente comunicadas nanopartículas de sílica dopadas com enzimas (transportador de fármacos cerâmico) no núcleo aquoso de micelas reversas e microencapsulação de diospirina, um bisnaftoquinol derivado de plantas com potencial atividade quimioterapêutica31.

Água em óleo Microemulsões para administração de medicamentos

A lógica subjacente à exploração de microemulsões de água em óleo (w/o) é proteger do metabolismo as moléculas de fármacos solúveis em água, em particular as proteínas e os péptidos, e ultrapassar as barreiras físicas. Estas são particularmente atractivas porque as moléculas de fármacos são sensíveis ao calor e estas emulsões não requerem temperaturas elevadas para se formarem. Mais interessante ainda é o facto de se verificar que as microemulsões com ingredientes farmacêuticos activos (API) encapsulados se convertem em microemulsões óleo em água (o/w) após a adição de determinados fluidos aquosos(32), o que resulta na libertação do API. Isto permite que as microemulsões o/o sejam concebidas para libertar seletivamente os API nos locais pretendidos ao longo do trato gastrointestinal. As microemulsões típicas utilizadas para este fim incorporam ésteres de ácidos gordos como fase oleosa e isopropanol como co-surfactante. Estudos realizados com estas microemulsões mostraram que a absorção de vasopressina no intestino de ratos foi triplicada em comparação com a utilização de soluções aquosas; e também resultou numa biodisponibilidade muito mais elevada de insulina no cólon de cães quando foi concebida e utilizada uma microemulsão de libertação no cólon(33).

As microemulsões utilizadas sob a forma de medicamentos administrados por via oral podem ter uma capacidade de auto-emulsão. São os chamados sistemas auto-micro-emulsionantes de administração de medicamentos (SMEDDS). Estes SMEDDS interessam particularmente aos investigadores devido à sua capacidade de administrar medicamentos hidrofóbicos. Com quase 40% dos novos compostos de fármacos hidrofóbicos(34), a viabilidade comercial potencial dos SMEDDS é grande.

Apesar da promessa de uma maior dissolução e biodisponibilidade dos API nas formas orais, as microemulsões w/o e as SMEDDS não têm sido exploradas comercial ou industrialmente. Isto deve-se, em parte, à falta de conhecimentos sobre a forma como as moléculas do fármaco se distribuem entre a fase oleosa e a fase aquosa, o metabolismo da fase oleosa e, mais importante ainda, a forma como a absorção no corpo humano (em comparação com a dos animais) dos fármacos de dosagem oral é afetada se o óleo não for digerível. Isto depende da combinação do fármaco e da fase oleosa (normalmente um lípido) e pode aumentar, inibir ou não afetar a absorção. A dificuldade em compreender estes processos resulta do comportamento *in vivo* dos fármacos devido a vários factores físicos e fisiológicos que ultrapassam o âmbito deste relatório(35). Dito isto, mais investigação e conhecimento sobre a relação entre as estruturas dos fármacos, as composições das microemulsões e a absorção podem resolver os actuais problemas de desenvolvimento de fármacos e explorar as vantagens das microemulsões nos sistemas de administração de fármacos.

Síntese de partículas nanométricas de oxihidreto de bismuto e outras nanopartículas utilizando microemulsões

Os oxi-halogenetos de bismuto são cruciais para uma série de aplicações, incluindo o BiOCl em cosméticos e no craqueamento do butano e o BiOI como "componentes para filtros de cor em materiais nanocompósitos transparentes". Tal como acontece com outras partículas nanométricas, a sua forma, tamanho e distribuição de tamanho são cruciais para as suas aplicações em "catálise, eletrónica, miniaturização e cerâmica(36)".As microemulsões inversas são frequentemente utilizadas na preparação de nanopartículas para evitar distribuições de tamanho de partículas largas que resultam frequentemente da precipitação. Uma microemulsão inversa difere de uma emulsão na medida em que os grupos de cauda dos tensioactivos se orientam para o exterior, para a fase contínua, e os seus grupos de cabeça para a fase dispersa.

Um método relativamente novo de utilizar microemulsões para sintetizar as nanopartículas é através de uma via de multi-microemulsão. Esta via envolve conjuntos de microemulsões com a mesma água, óleo e tensioativo utilizados e proporções semelhantes dos 3 componentes, mas com cada um dos reagentes para as nanopartículas dissolvidos na fase aquosa de diferentes microemulsões. A troca intermicelar dos reagentes presentes nas micelas reversas ocorre subsequentemente e as nanopartículas formam-se. (Ver ilustração na página seguinte.) Os estudos mostram que "a via das multi-microemulsões produz partículas mais finas e distribuições de tamanho mais estreitas.(37) "As multi-microemulsões são uma via de síntese de nanopartículas. Cortesia de Henle (2007) Ao variar as concentrações das soluções salinas na fase aquosa e a relação água/ tensioativo, Henle e a sua equipa (2007) conseguiram caraterizar e formular a relação entre essas condições e o tamanho das partículas na gama de 3 a 22 nm, o que lhes permitiu manipular as caraterísticas das nanopartículas, tais como "o intervalo de banda, o limite de absorção e a cor das nanopartículas de BiOI". Mais tarde, o processamento e a preparação de outras substâncias de dimensão nanométrica também recorreram à utilização de microemulsões, como no caso da hidroxiapatite nanocristalina(38) e das nanofibras monocristalinas de BaMoO4(39).

A capacidade de reduzir a distribuição de tamanhos, criar nanopartículas mais finas e controlar o seu tamanho utilizando microemulsões também encontrou uma aplicação no estudo da cinética de reação em processos catalíticos. Algumas cinéticas e mecanismos de reação dependem do catalisador e/ou da sua dimensão e, para os estudar, são muitas vezes indispensáveis catalisadores bem definidos na gama nanométrica depositados em suportes. Verificou-se que as microemulsões de água-em-óleo são particularmente vantajosas em relação a outros métodos de preparação de catalisadores de nanopartículas em suportes, como a litografia por feixe de electrões, a litografia coloidal e o spin-coating, uma vez que "podem ser formadas à pressão atmosférica e à temperatura ambiente e que podem ser obtidos grandes volumes de amostras com relativa facilidade"(40). Este processo envolve a adição de suporte à suspensão de microemulsão e a subsequente desestabilização da microemulsão pela adição de um desestabilizador, como o tetra-hidrofurano, que remove o surfactante.

> **Microemulsões em cosméticos**

Em muitas aplicações cosméticas, tais como produtos para o cuidado da pele, as emulsões são amplamente utilizadas com água como fase contínua. Pensa-se que a formulação em microemulsão resultará numa absorção mais rápida pela pele. O custo, a segurança (uma vez que muitos tensioactivos são irritantes para a pele quando utilizados em concentrações elevadas) e a seleção adequada dos ingredientes (ou seja, tensioactivos, co-sensioactivos, óleos) são factores-chave na formulação de microemulsões. Foram registadas microemulsões como produtos de cuidados da pele. Nestas formulações, o sulfato de alquilo de sódio, o éter monododecílico de tetraetilenoglicol, a lecitina, o oligoglucósido de dodecilo, o óxido de alquil dimetil amina, o propanol, o hexadecano e o miristato de isopropilo foram utilizados como tensioactivos, co-sensioactivos e óleos, respetivamente. Foram preparadas microemulsões únicas como produtos para o cuidado do cabelo. Estas contêm um poli organo siloxano amino-funcional (um tensioativo não iónico) e um ácido e/ou um sal metálico. A solubilização de fragrâncias e óleos aromatizados pode ser conseguida em microemulsões. Foram relatadas microemulsões cosméticas (transparentes e translúcidas) de óleos de silicone, produzidas por polimerização em emulsão. No entanto, não são produtos termodinamicamente estáveis devido à baixa solubilidade do óleo de silicone nos tensioactivos(41).

> **Microemulsões como membranas líquidas**

Dois líquidos colocados através de um líquido intermédio ou de um suporte poroso formam um sistema de membranas líquidas. O transporte de materiais através da fase intermédia (membrana) depende da forma (complexação ou aprisionamento com agentes adequados) como o soluto é transferido de um lado, designado por "fase fonte" (S), para o outro, designado por "fase recetora" (R). As microemulsões dos tipos Winsor I (o/w) e Winsor II (w/o) (figura 2) podem ser utilizadas como membranas líquidas que podem facilitar a transferência de solutos (compostos solúveis em óleo por Winsor I e compostos solúveis em água por Winsor II) através da mesma, aprisionando-os nas microgotas para uma absorção conveniente e posterior libertação. As microemulsões Winsor I e Winsor II são designadas "membranas líquidas a granel". A utilização de membranas líquidas para separação é um domínio estabelecido e potente na química e na biologia(42,43,44).

> **Influência das microemulsões nas reacções químicas**

Devido a consistências e microestruturas variadas, as microemulsões têm sido consideradas como meios de reação úteis para uma variedade de reacções químicas. Os principais tipos de reacções estudadas em microemulsões incluem a formação de partículas inorgânicas (nanopartículas), polimerização, síntese fotoquímica, eletroquímica e electrocatalítica e orgânica. Estas tecnologias estão a emergir como tecnologias de considerável interesse atual, com um grande número de publicações.

> **Síntese de nano partículas**

Kizling relatou a síntese de nanopartículas de Pt, Pd, Rh e Ir através da redução dos sais correspondentes nos micropools de água das microemulsões W/o com hidrazina ou hidrogénio gasoso. As microemulsões m/m são meios de reação particularmente atractivos para a preparação de partículas sólidas mono dispersas de dimensões submicrónicas através de um processo complexo. Este processo envolve uma interação delicada entre nucleação, formação de microcristais, crescimento intermédio, coagulação e floculação. As reacções de precipitação em microemulsões oferecem uma nova técnica para a síntese de uma grande variedade de materiais de fase nano. Oferece também um método único para controlar a cinética da formação e crescimento de partículas, variando as caraterísticas físico-químicas do sistema de microemulsão(45).

> **Reacções orgânicas**

As reacções orgânicas em meios microemulsionados têm sido amplamente investigadas, centrando-se principalmente na cinética. Algumas investigações consideraram apenas os aspectos sintéticos; a consideração de aspectos cinéticos e sintéticos pormenorizados é rara. Há um bom número de relatórios sobre as reacções entre ésteres e nucleófilos e a hidrólise de ésteres em meios de microemulsão. Também foram relatadas várias reacções orgânicas com reagentes como ácidos, bases, cianeto, brometo, iodeto, hipoclorito, permanganato, NaBH4, etc. em microemulsões.

Para além das reacções com reagentes iónicos, foram realizadas a síntese de lactonas macrocíclicas, a reação de Diel-Alder, a oxidação com H2O2, as nitrações de aromáticos, a redução por nitrosação de compostos carbonílicos, as reduções e oxidações catalíticas e a desacilação, bem como a acilação.

Foi efectuada a nitração do fenol num sistema de microemulsão à base de AOT; foi observado um produto orto de 80% na microemulsão em comparação com 35% no sistema aquoso. A regio-seletividade do produto foi estabelecida em meios de microemulsão. Foi estudada a cinética de várias reacções, por exemplo, a inversão do açúcar de cana, o desvanecimento do violeta cristalino, a hidrólise do acetato de fenilo e a reação entre hexacianoferrato(III)-iodeto, etc.(46,47,48).

> **Microemulsões em biotecnologia**

Muitas reacções biocatalíticas e enzimáticas são conduzidas em meios aquo-orgânicos ou orgânicos puros, bem como em meios bifásicos (isto é, meios polares que solubilizam enzimas e meios não polares que solubilizam substituintes polares), cuja utilização é seriamente limitada, uma vez que podem inativar ou desnaturar os biocatalisadores. Recentemente, o interesse pelas microemulsões tem-se concentrado em várias aplicações na biotecnologia, nomeadamente, reacções enzimáticas, imobilização de proteínas e bio-separação. As microemulsões são vantajosas em relação a outros sistemas de equilíbrio multifásico devido à solubilização simultânea de reagentes polares e não polares na mesma solução, à deslocação da posição de equilíbrio da reação e à separação dos produtos por meios físicos. As perspectivas de aplicações biotecnológicas foram igualmente analisadas(49,50,51,52). As reacções enzimáticas (catálise) em meios microemulsionados têm sido amplamente estudadas. A utilização de microemulsões para a catálise enzimática não é arbitrária para as enzimas que, em condições *in vivo,* funcionam na célula, bem como na interface dos domínios hidrofóbicos e hidrofílicos das células e dos tecidos que contêm lípidos e outros anfifílicos naturais

- **Reacções enzimáticas em microemulsões**

  As vantagens potenciais do emprego de enzimas em meios com baixo teor de água, ou seja, microemulsões w/o são: (i) aumento da solubilidade de reagentes não polares; (ii) possibilidade de alterar os equilíbrios termodinâmicos a favor da condensação; (iii) melhoria da estabilidade térmica das enzimas, permitindo que as reacções sejam realizadas a temperaturas mais elevadas. A catálise por um grande número de enzimas em meios microemulsionados tem sido estudada para uma variedade de reacções, tais como a síntese de ésteres, péptidos e acetais de açúcar; transesterificações; várias reacções de hidrólise; glicerólise; oxidação e redução e transformação de esteróides. A conformação e a atividade de uma enzima dependem de w ([água]/[tensioativo]); a enzima é assim sensível à quantidade de água circundante. Gomez-Puyon efectuou uma excelente revisão do comportamento das enzimas nas microemulsões(53).

- **Imobilização de proteínas em microemulsão**

  No domínio da imobilização de proteínas, o meio de microemulsão tem sido considerado uma boa proposta. A imobilização de uma variedade de proteínas em superfícies sólidas adequadas utilizando meios de microemulsão foi conseguida com sucesso(54).

- **Microemulsões para bio-separações**

  Foi explorada a possibilidade de utilizar microemulsões para extrair biopolímeros (proteínas e enzimas) de uma fase aquosa. As microemulsões são solventes suaves para a extração de proteínas sem alterar as suas propriedades enzimáticas ou funcionais, embora o processo possa ser facilmente escalonado por técnicas convencionais de extração líquido-líquido. O pH, a força iónica, o tipo de sal, a concentração do solvente e a temperatura influenciam a partição de uma proteína(55,56).

- **Reacções fotoquímicas, electroquímicas e electrocatalíticas**

  As microemulsões têm sido utilizadas na fotodegradação da clorofila utilizando sondas fluorescentes, na fotólise instantânea de vários sistemas aceitadores e na fotólise em estado estacionário. Verificou-se que a transferência de electrões fotossensibilizada, a dimerização e isomerização fotográficas, a redução fotográfica e o transporte de iões, utilizando a extinção do estado triplo de excitação do ácido pireno tetra sulfónico (PTSAT) em sistemas de microemulsão, são prospectivos(57).

- **Microemulsões em agroquímicos**

  As microemulsões têm uma variedade de aplicações na indústria agroquímica, das quais os sistemas que contêm pesticidas são relativamente antigos. Para minimizar os efeitos secundários da utilização excessiva de agroquímicos no ecossistema, são desenvolvidos produtos químicos com maior especificidade e menor persistência. A facilidade de manuseamento e a menor necessidade de solventes malcheirosos favorecem a utilização de microemulsões. No entanto, foi também demonstrada uma maior eficácia dos insecticidas quando aplicados sob a forma de "emulsão aquosa microcoloidal" em vez de microemulsões. As microemulsões O/W de herbicidas fenoxilados orgânicos insolúveis em água, opcionalmente dissolvidos num solvente hidrocarboneto, demonstraram ser consideravelmente mais eficazes do que as emulsões correspondentes no controlo do crescimento das plantas. As microemulsões formuladas com um hidrótopo que solubiliza o herbicida podem ser prometedoras. A escolha do hidrótopo e do emulsionante pode ser largamente determinada pela solubilidade em água dos herbicidas. As microemulsões W/O foram sugeridas para enriquecer as culturas deficientes em minerais no que respeita a metais vestigiais como o ferro. O meio oleoso da microemulsão pode manter o elemento em contacto com as folhas, mesmo em condições de humidade, até que o oligoelemento seja adsorvido(58).

- **Microemulsões na recuperação avançada de petróleo**

  Foi tentada a compreensão dos mecanismos de recuperação melhorada de petróleo (EOR) utilizando surfactantes e microemulsões(59-61). Cerca de 20% do petróleo subterrâneo, que de outra forma seria irrecuperável, pode ser obtido através do processo EOR. O petróleo permanece retido no reservatório devido à elevada tensão interfacial (cerca de 20-25 m N/m) entre o petróleo bruto e a salmoura do reservatório. Se a tensão interfacial puder ser reduzida para cerca de 10-3 m N/m, pode ser mobilizada uma fração substancial do petróleo residual nos meios porosos em que se encontra retido. A baixa viscosidade interfacial do sistema também é vantajosa.

- **Microemulsões como lubrificantes, óleos de corte e inibidores de corrosão**

  As microemulsões ou soluções micelares inversas estão a ser utilizadas como lubrificantes, óleos de corte e inibidores de corrosão há várias décadas. A presença de tensioactivos na microemulsão provoca a inibição da corrosão e o aumento do teor de água em comparação com o óleo puro leva a uma maior capacidade térmica. Por um lado, os agentes corrosivos, devido à solubilização na microemulsão, não podem reagir com a superfície metálica e, por outro lado, a superfície metálica é protegida pela película hidrofóbica adsorvida do tensioativo. No entanto, a solubilização é selectiva e, em alguns casos, outros mecanismos podem desempenhar um papel na prevenção da corrosão(58).

> **Microemulsões em aplicações analíticas**

As aplicações das microemulsões foram alargadas ao domínio das técnicas analíticas, nomeadamente a cromatografia, a espetroscopia de fotoionização excitada por laser, etc. Foi tentada a caraterização da hidrofobicidade do soluto por cromatografia eletrocinética em microemulsão (MEEKC)(62), que fornece um método rápido e reprodutível para obter parâmetros hidrofóbicos para solventes. Algumas aplicações da MEEKC (CROMATOGRAFIA ELECTROCINÉTICA DE MICROEMULSÃO) estão resumidas na Tabela 1, que dá uma ideia das possibilidades de separação que a MEEKC pode oferecer para a análise de solutos farmacêuticos e não farmacêuticos.

A análise farmacêutica é a aplicação mais frequente3 do MEEKC, tendo sido utilizado para separar e quantificar uma série de classes farmacêuticas.

Uma vasta gama de fármacos ácidos insolúveis e solúveis em água foi resolvida por um método MEEKC de elevado pH utilizando um único conjunto de condições de funcionamento.

Tabela.2 Microemulsão em aplicação analítica

Analito	Meio de separação/tampão
Determinações de solubilidade	Heptano-butano-1-ol-SD S-tampão borato de sódio (pH 12) ou tampão fosfato de sódio (pH 7)
Medicamentos de base	Octano-butano-1 -ol-SDS-tampão de borato de sódio (pH 9,2)
Conservantes de 4-hidroxibenzoato	Tampão octano-butano-1 -ol-SDS-fosfato (pH 2,1)
Analgésico cardíaco	Heptano-butano-1-ol-SD S-sódio tampão de borato (pH 9,2)

Naftaleno, guaifenesina 4-hidroxiacetofenona, paracetamol, ácido sórbico , cloridrato de amitriptilina	Octano-butano-1 -ol-SDS-tampão de borato de sódio (pH 9,2)
Naproxeno e rizatriptano	Octano-butano-1 -ol-SDS-tampão de borato de sódio (pH 9,2)
Ingredientes de uma pomada: cloridrato de difenildramina, cloridrato de fenilefrina, acetato de hidrocortisona	Octano-butano-1 -ol-propan-1 -ol-Tampão SDS-borato de sódio (pH 9,2)
Ácidos amargos do lúpulo	Tampão heptano-butano-1-ol-SD S-borato de sódio (pH 9,2)
Vitaminas	Tampão hexano-metanol-fosfato de sódio
Vitaminas solúveis em água e em gordura	Octano-butano-1 -ol-SDS-tampão de borato de sódio (pH 8,5)
Agroquímicos	Octano-butano-1 -ol-SDS-tampão de di-hidrogenofosfato de potássio-borato de sódio (pH 7)
Pesticidas	Heptano-butano-1-ol-SD Tampão fosfato de sódio/borato de sódio (pH 7,0)
Proteínas	Tampão heptano-butano-1-ol-SD S-borato de sódio (pH 9,2)
Bases e nucleósidos	Tolueno-butan-1-ol-SDS-tampão de carbonato de sódio (pH 10)
Dissacáridos sulfatados derivados de glicosaminoglicanos	Octano-butano-1 -ol-SDS-tampão de borato de sódio (pH 9,3)
Difenil-hidrazonas de dicarbonil-açúcares	Octano-butano-1 -ol-SDS-tampão de borato de sódio (pH 8,0)

Separação de ácidos gordos saturados Tampão heptano-butano-1 -ol-colato de sódio-borato de sódio	Tampão heptano-butano-1 -ol-colatos de sódio-borato de sódio (pH 10.2) (65,66,67)

As microemulsões são capazes de melhorar as técnicas espectroscópicas analíticas, funcionando como meios solubilizados, reagentes de mudança espetral, agentes de amplificação de intensidade, etc. A utilização de meios de microemulsão em espetroscopia analítica e as sensibilidades analíticas dos três sistemas o/w, w/o e microemulsão bi-contínua foram avaliadas. Foi relatada uma série de estudos sobre a determinação de iões de alumínio, zinco, cobre, cádmio e manganês utilizando sistemas de microemulsão e de microemulsão mista(63,64)

> **Polimerização**

A polimerização em microemulsões tem sido objeto de grande atenção. Foi relatada a preparação de partículas esféricas de látex com diâmetros entre 20 e 40 nm utilizando uma microemulsão o/w constituída por CTAB, estireno e hexanol em água. O problema da separação de fases foi encontrado durante essa preparação. A polimerização e co-polimerização de estireno, metacrilato de metilo (MMA) e outros monómeros insolúveis em água em microemulsões produziram redes monodispersas. Os microredes monodispersos obtidos a partir de microemulsões são úteis como semente para a polimerização em emulsão ou como suporte para produtos farmacêuticos. Os pormenores do procedimento experimental, etc., utilizando o exemplo do estireno, metilmetacrilato, etc., foram revistos(68,69,70)

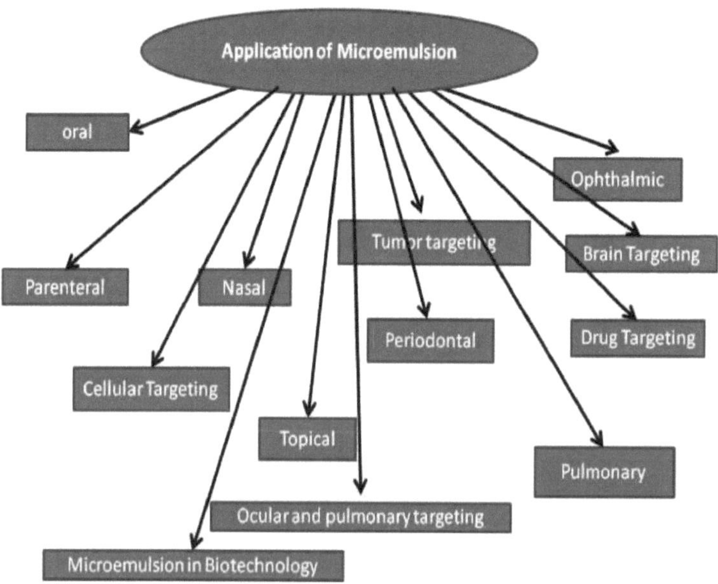

Figura 5 Aplicações da microemulsão

Capítulo 8

Preparações comercializadas de microemulsão

> Nova microemulsão de ciclosporina utilizada em doentes transplantados renais.

> Fluconazol Microemulsão tópica utilizada como medicamento antifúngico.

> O champô para cães "Allermyl" comercializado pela Virbac é, tanto quanto sabemos, a primeira aplicação de microemulsões a um produto de limpeza terapêutico

> Solvium é um gel tópico de ibuprofeno comercializado pela Chefaro (Akzo). Neste caso, a microemulsão foi utilizada para formular um ativo pouco solúvel a uma dose de 5% num gel perfeitamente transparente.

> Os desempenhos das microemulsões estão bem demonstrados na reformulação da ciclosporina A pela Novartis numa formulação à base de microemulsão comercializada sob a marca comercial Neoral® O Neoral apresenta um início de ação muito mais rápido do que a versão anterior Sandimmune®

> Um medicamento anti-hiperlipidémico bem conhecido, comercializado pela Merck (Zocor), que está sujeito a um extenso metabolismo hepático de primeira passagem.(71)

Tabela.3 Trabalhos de investigação efectuados sobre microemulsões

Nome do medicamento	Rota	Objetivo/Resultado
Flurbiprofeno	Parentérica	Aumento da solubilidade
Apormorfina HCL	Transdérmico	Aumento da permeabilidade
Cetoprofeno	Transdérmico	Aumento da permeabilidade
Prilocainne-HCL	Transdérmico	Aumento da solubilidade
Estradiol	Transdérmico	Melhoria da solubilização

Aceclofenac	Dermatológico	Aumento da solubilidade
Piroxicam	Oral	Aumento da solubilidade
Diclofenac	Transdérmico	Aumento da permeabilidade
Dexametasona	Tópico Ocular	Aumento da biodisponibilidade
Cloranfenicol	Ocular	Aumento da solubilidade
Ibuprofeno	Parenteral	Aumento da solubilidade
Sumatriptano	Intranasal	Aumento da biodisponibilidade
Ibuprofeno	Tópicos	Aumento da solubilidade
Doxorrubicina	-	Aumentar a estabilidade
Itraconazol	Parenteral	Para uma melhor absorção
Timolol	Oftálmico	Para uma melhor absorção
Terbinafina	Transdérmico	Aumento da permeabilidade
Fenofibrato	Auto-micro emulsionante	Aumento da solubilidade
Progesterona	Dérmico	Aumento da estabilidade química (72-90)

Conclusão

As microemulsões são soluções líquidas opticamente isotrópicas e termodinamicamente estáveis de óleo, água e anfifílicos. As microemulsões distinguem-se facilmente das emulsões normais pela sua transparência, baixa viscosidade e, mais fundamentalmente, pela sua estabilidade termodinâmica. A administração de fármacos através de microemulsões é uma área promissora para a investigação contínua, com o objetivo de conseguir uma libertação controlada com uma biodisponibilidade melhorada e para a orientação dos fármacos para vários locais do corpo.

Referências

Shinoda, K.; Lindman, B.; Sistemas de tensioactivos organizados: microemulsões, Langmuir 1987, 3, 135-149

Rosano, H. L., Clausse, M., Eds. Microemulsion Systems; Marcel Dekker: New York, 1987.

Friberg, S. E.; Bothorel, P. Microemulsions: Structure andDynamics; CRC Press: Boca Raton, FL, 1987.

Ruckenstein, E.; Chi, J. J. Chem. Soc., Faraday Trans. 2 1975, 71, 1690.

Ruckenstein, E. Fluid Phase Equilib. 1985, 20, 189; J. Colloid Interface Sci. 1998, 204, 142.

Verhoeckx, G. J.; De Bruyn, P. L.; Overbeek, J. Th. G. J. Colloid Interface Sci. 1987, 119, 409. Overbeek, J. Th. G.; Verhoeckx, G. J.; De Bruyn, P. L.; Lekkerkerker, H. N. W. J. Colloid Interface Sci. 1987, 119, 422; De Bruyn, P. L.; Overbeek J. Th. G.; Verhoeckx, G. J. J. Colloid Interface Sci. 1989, 127, 244

Scriven, L. In Micellization, Solubilization and Microemulsions; Mittal, K. L., Ed.; Plenum Press: Nova Iorque, 1977; p 277.

Talmon, Y.; Prager, S. J. Chem. Phys. 1978, 69, 2984.

de Gennes, P. G.; Taupin, C. J. Phys. Chem. 1982, 86, 2284.

Ruckenstein, E. In Progress in Microemulsions; Martellucci, S.; Chester, A. N., Eds.; Plenum Press: Nova Iorque, 1989; pp 1 e 41.

Peck, D. G.; Schechter, R. S.; Johnston, K. P. J. Phys. Chem. 1991, 95, 9541.

Borkovac, M. J. Chem. Phys. 1989, 91, 6268; Adv. Colloid Interface Sci. 1992, 37, 195.

Tenjarla SN., 1999. Microemulsões: An overview and pharmaceutical applications. Critical Reviews™ in Therapeutic Drug Carrier Systems 16,461-521

Pershing, L.K., Lambert, L.D., Knutson, K., 1990. Mechanism of ethanol-enhaced estradiol permeation across human skin in vivo. Pharm. Res. 7, 170175.

Liu, P., Kurihara-Bergstrom, T., Good, W.R., 1991. Cotransport of estradiol and ethanol through human skin in vitro: understanding the permeant/enhancer flux relationship. Pharm. Res. 8, 938-944.

Kim, Y.-H., Ghanem, A.-H., Mahmoud, H., Higuchi, W.I., 1992. Alcanóis de cadeia curta como potenciadores do transporte de permeantes lipofílicos e polares/iónicos em pele de rato sem pelo: mecanismo(s) de ação. Int. J. Pharm. 80, 17-31.

Pershing, L.K., Parry, G.E., Lambert, L.D., 1993. Disparidade da absorção percutânea in vitro e in vivo do b-estradiol potenciada pelo ácido oleico através da pele humana. Pharm. Res. 10, 1745- 1750.

Tanojo, H., Junginger, H.E., Boddé, H.E., 1997. In vivo human skin permeability enhancement by oleic acid: transepidermal water loss and Fourier-transform infrared spectroscopy studies. J. Control. Libertação 47, 31-39.

Hadgraft, J., 2001. Pele, a última fronteira. Int. J. Pharm. 224, 1-18.
Fang, J.-Y., Yu, S.-Y., Wu, P.-C., Huang, Y.-B., Tsai, Y.-H., 2001. Permeação cutânea in vitro do estradiol a partir de várias formulações de proniosomas. Int. J. Pharm. 215, 91-99
Attwood, D., Mallon, C., Taylor, C.J., 1992. Estudos de fase de microemulsões de fosfolípidos óleo em água, Int. J. Pharm. 84, R5-R8.
Aboofazeli, R., Lawrence, C.B., Wicks, S.R., Lawrence, M.J., 1994. Investigações sobre a formação e caraterização de microemulsões de fosfolípidos. III. Diagramas de fase pseudo-ternários de sistemas contendo água-lecitina-miristato de isopropilo e um ácido alcanóico, amina, alcanodiol, éter alquílico de polietilenoglicol ou álcool como co-surfactante, Int. J. Pharm. 111, 63-72.
Aboofazeli, R., Lawrence , M.J., 1993. Investigações sobre a formação e caraterização de microemulsões de fosfolípidos: I Diagramas de fase pseudo-ternários de sistemas contendo água-lecitina-álcool-miristato de isopropilo, Int. J. Pharm. 93, 161-175.
Shinoda, K., Araki, M., Sadaghiani, A., Khan, A., Lindman, B., 1991. Microemulsões à base de lecitina: Phase Behaviour and Micro-Structure, J. Phys. Chem. 95, 989-93.
Angelo, M.D., Fioretto, D., Onori, G., Palmieri, L., Santucvelocity, A., 1996. Dynamics of water-containing sodium bis(2-ethylhex-yl)sulfosuccinate (AOT) reverse micelles: a high-frequency dielectric study, Phys. Rev. E 54, 993-996.
Attwood, ., 1994. Microemulsões, em: J. Kreuter (Ed.), Colloidal Drug Delivery Systems, Dekker , New York , 31-71.
Eccleston, J., 1994. Microemulsions, em: J. Swarbrick, J.C. Boylan (Eds.), Encyclopedia of Pharmaceutical Technology, Vol. 9, Marcel Dekker, Nova Iorque, 375-421.
Kumar, P. e Mittal, K. L. (eds), Handbook of Microemulsion Science and Technology, Marcel Dekker Inc., Nova Iorque, 1999; Malmsten, M., pp. 755771; Guo, R. e Zhu, X., pp. 483-497; Osseo-Asare, K., pp. 549-603; Candau, F., pp. 679-712; Bunton, C. A. e Romsted, L. S., pp. 457-482
Solans, C. e Kunieda, H. (eds), Industrial Applications of Microemulsions, Marcel Dekker Inc., New York, 1997; Tadros, Th. F., p. 199; Dungan, S. R., pp. 147-174; Gasco, M. R., pp. 97-122; Garcia-Celma, M. J., pp. 123-145; Holmberg, K., pp.69-95.
Attwood, D., em Colloidal Drug Delivery System (ed. Kreuter, J.), Marcel Dekker, Nova Iorque, 1994, 31; Aboofazeli, R. e Lawrence, M. J., Int. J. Pharm., 1993, 93, 161.
Mueller, E. A., Kovarik, J. M., Van Bree, J. B., Grevel, J., Luecker, P. W. e Kutz, K., Pharm. Res., 1994, 11, 151.
Jain, T. K., Roy, I., De, T. K. e Maitra, A. N., J. Am. Chem. Soc., 1998, 120, 11092; Hazra, B., Gupta, S. e Moulik, S. P., J. Pharm. Pharmacol, 1998, 50, 191.
A. J. Owen, S. H. Yiv, A. Sarkahian, Convertible microemulsion formation

29 de outubro de 1992.
W. A. Ritschel. Microemulsões para uma melhor absorção de péptidos do trato gastrointestinal. Meth. Encontrar. Exp. Clinic. Pharmacol. 13:205-220 (1993)
M. J. Patel, S. S. Patel, N. M. Patel Um sistema de administração de fármacos auto-microemulsionantes Revista Internacional de Revisão e Investigação em Ciências Farmacêuticas Volume 4, Número 3 (setembro de 2010)
P. P. Constantinides Lipid Microemulsions for Improving Drug Dissolution and Oral Absorption: Pharmaceutical Research Vol 12 (1995)
J. Henle et al. Partículas nanométricas de BiOX (X) Cl, Br, I) sintetizadas em microemulsões reversas Chem. Mater. 2007, pp366-373
Wang, J. A et al. Today 2001, 68, pp21
L. Hong et al Processing of nanocrystalline hydroxyapatite particles via reverse microemulsions, Journal of Materials Science, v 43, n 1, p 384-389, janeiro de 2008
Z. Li et al Síntese de nanofibras monocristalinas de BaMoO4 em microemulsões reversas de CTAB Materials Letters, v 59, n 1, p 64-68, janeiro de 2005
H.H.Ingelsten et al Deposição de nanopartículas de platina, sintetizadas em microemulsões de água em óleo, Langmuir 2002, 18, pp1811-1818
Shinoda, K., Shibata, Y. e Lindman, B., Langmuir, 1993, 9, 1254.
Larsson, K. and Osborne, D. W., Pesheck, C. V. and Chipman, R. J., in Microemulsions and Emulsions in Foods (eds El- Nokaly, M. and Cornell, D.), Am. Chem. Soc. Washington DC,1991, pp. 44-50 e pp. 62-79.
Raghuraman, B. J., Tirmizi, N., Kim, B. S. e Wiencek, J. M., Environ. Sci. Technol., 1995, 29, 979; Larson, K. S., Raghuraman, B. e Wiencek, J. M., J. Memb. Sci., 1994, 91, 231
Tondre, C., em Surfactant-Based Separations: Science and Technology (eds Scamehorn e Harwell, J. H.), ACS Symp. Ser. 740, Am. Chem. Soc., Washington DC, 2000, 139; Tondre, C. e Hebrant, M., J. Mol. Liq., 1997, 72, 279.
Kizling, J., Boutonnet, M., Stenius, P., Touroude, R. e Maire, G., em Electrochemistry in Colloids and Dispersions (eds Mackay, R. A. e Texter, J.), VCH Publ, New York, 1992, p. 33
Das, M. L., Bhattacharya, P. K. e Moulik, S. P., Langmuir, 1990, 6, 1541; Mukherjee, L., Mitra, N., Bhattacharya, P. K. e Moulik, S. P., Langmuir, 1995, 11, 2849; Mukherjee, K. Mukherjee, D. C. e Moulik, S. P., Bull. Chem. Soc. Jpn., 1997, 70, 1245; Gupta, S., Mukherjee, L. e Moulik, S. P., Colloids Surfs. B., Biointerfaces, 1994, 3, 19.
Mackay, R. A., Colloids Surfs. A., 1994, 82, 1; Sjoblom, J., Lindberg, R. e Friberg, S. E., Adv. Colloid Interface Sci., 1996, 95, 125
Kumar, P. e Mittal, K. L. (eds), Handbook of Microemulsion Science and Technology, Marcel Dekker Inc., Nova Iorque, 1999; Malmsten, M., pp. 755-
771; Guo, R. e Zhu, X., pp. 483-497; Osseo-Asare, K., pp. 549-603; Candau,

F., pp. 679-712; Bunton, C. A. e Romsted, L. S., pp. 457-482.
Solans, C. e Kunieda, H. (eds), Industrial Applications of Microemulsions, Marcel Dekker Inc., New York, 1997; Tadros, Th. F., p. 199; Dungan, S. R., pp. 147-174; Gasco, M. R., pp 97-122; Garcia-Celma, M. J., pp. 123-145; Holmberg, K., pp. 69-95.
Larsson, K. and Osborne, D. W., Pesheck, C. V. and Chipman, R. J., in Microemulsions and Emulsions in Foods (eds El- Nokaly, M. and Cornell, D.), Am. Chem. Soc. Washington DC, 1991, pp. 44-50 e pp. 62-79
Gupte, A., Nagarajan, R. e Kilara, A., em Food Flavors: Generation, Analysis and Process Influence (ed. Charalambous, G.), Elsevier, Londres, 1995, p. 1; Levashov, A. V., Khmelnitsky,
Y. L., Klyachko, N. L., Chernyak, V. Y. e Martinek, K., J. Colloid Interface Sci., 1992, 88, 444.Larsson, K., Lipids: Organização molecular, funções físicas e aplicações técnicas, Oily Press, Dundee, Escócia, 1994, cap. 9.
Gomez-Puyon, A. (ed.) Biomol. Org. Solvents, CRC Press, Boca Raton, 1992.
Holmberg, K., Bergstrom, K., Brink, C., Osterberg, E., Tiberg, F. e Harris, J., Adhesion Sci. Technol., 1993, 7, 503; Bergstrom, K. e Holmberg, K., Colloids Surfs, 1992, 63, 273
Kelley, B. D., Wang, D. I. C. e Hatton, T. A., Biotechnol. Bioeng., 1993, 42, 1199 e 1209.
Adachi, M., Harada, M., Shioi, A. e Sato, Y., J. Phys. Chem., 1991, 95, 7925.
Mackay, R. A., Colloids Surfs. A., 1994, 82, 1; Sjoblom, J., Lindberg, R. e Friberg, S. E., Adv. Colloid Interface Sci., 1996, 95, 125.
Prince, L. M., em Microemulsions: Theory and Practice (ed. Prince, L. M.), Academic Press, Nova Iorque, 1977, p. 25.
Gilje, E., Sonesson, L., Hollberg, P. E., Holmberg, K. e Svennberg, S., Norwegion Patent, 1992, 170411 e 17097.
Baviere, M., Glenat, P., Plazanet, N. e Labrod, J., SPE Reservoir Engineering, 1995, 10, 387; Schramm, L. L., Fisher, D. B., Schurch, S. e Cameron, A., Colloids Surfs. A., 1995,145.
Shah, D. O., em Micelles, Microemulsions and Monolayers: Science and Technology (ed. Shah, D. O.), Marcel Dekker, Nova Iorque, 1998, p. 1.
Ishihama, Y., Oda, Y., Uchikawa, K. e Asakawa, N., Anal. Chem., 1995, 67, 1588; Terabe, S., Matsbura, N., Ishihama, Y. e Okada, Y., J. Chromatogr., 1992, 608, 23.
Kumar, P. e Mittal, K. L. (eds), Handbook of Microemulsion Science and Technology, Marcel Dekker Inc., Nova Iorque, 1999; Malmsten, M., pp. 755771; Guo, R. e Zhu, X., pp. 483-497; Osseo-Asare, K., pp. 549-603; Candau, F., pp. 679-712; Bunton, C. A. e Romsted, L. S., pp. 457-482.
Guo, R. e Zhu, X., J. Chin. Univer., 1987, 8, 508
S.J. Gluck et al., J. Chromatogr. A, 744, 141-146 (1996).
Y. Ishihama, Y. Oda e N. Asakawa, Anal. Chem., 68, 1028-1032 (1996).
K.D. Altria, J. Chromatogr. A, 892, 171-186 (2000
Barni, E., Savarino, P., Viscardi, G., Carpignano, R. e Di Modica, D., J.

Disper. Sci. Technol., 1991 12, 257
Candau, F. e Anquetil, J., em Micelles, Microemulsions and Monolayers: Science and Technology (ed. Shah, D. O.), Marcel Dekker, Nova Iorque, 1998, p. 193.
Gan, L. M. e Chew, C. H., em Polymeric Materials Enclyclopedia (ed. Salamone, J. C.), CRC Press, Boca Raton, 1996, 6, 4321.
Benameur H., Jannin V., e Roulot D. "Composition pharmaceutique a usage oralcomprenant un principe actif susceptible de subir un efeito importante da primeira passagem intestinal", pedido de patente francês n.º FR-A-2 827 770
Park, K.M. e Kim, CK. 1999. Preparação e avaliação de microemulsões carregadas com flurbiprofeno para administração parental. Int.J.Pharm. 181: 173-179.
Peira, E., Scolari, P. e Gasco, M.R. 2001. Permeação transdérmica de apomorfina através da pele de rato sem pêlos a partir de microemulsão. Int. J. Pharm. 226: 47-51.
Rhee, Y.S., Choi, J.G., Park, E.S. e Chi, S.C. 2001. Entrega transdérmica de cetoprofeno usando microemulsões. Int.J.Pharm. 228: 161-170.
Kreilgard, M., Peedersen, E.J. e Jaroszewski, J.W. 2000. Caracterização por RMN e potencial de administração transdérmica de medicamentos do sistema de microemulsão. J. Controlled Rel. 69: 421-433.
Peltola, S., Saarinen, S.P., Kiesavaara, J. e Urttia, S.T.M. 2003. Microemulsões para administração tópica de estradiol. Int. J. Pharm. 254: 99-107.
Yang, J.H., Kim, Y.I. e Kim, K.M. 2002. Preparação e avaliação dc microemulsões de aceclofenac para sistema de distribuição transdérmica. Arch.Pharm. Res. 25: 534-540.
Andrade, S.M. e Costa, S.M. 2003. Quenching de fluorescência da laranja de acridina em microemulsões induzidas pelo fármaco anti-inflamatório não esteroide piroxicam. Photochem. Photobiol. Sci. 2: 605-610.
Kweon, J.H., Chi, S.C. e Park, E.S. 2004. Administração transdérmica de diclofenac utilizando microemulsões. Arch. Pharm. Res.27: 351-356.
Fialho, S.L. e Cunha, D.S. 2004. Novo veículo baseado numa microemulsão para administração tópica ocular de dexametasona. Clin. Experiment Ophthalmol. 32:626-632.
Lv, F.F., Zheng, L.Q. e Tung, C.H. 2005. Comportamento de fase das microemulsões e estabilidade do cloranfenicol no sistema de administração ocular de medicamentos baseado em microemulsão. Int. J. Pharm. 14: 237-246.
Zhao, X., Chen, D., Gao, P., Ding, P. e Li, K. 2005. Síntese de éster de ibuprofeno eugenol e sua formulação de microemulsão para entrega parental. Chem. Pharm. Bull. 53:1246-1250.
Vyas, T.K., Babbar, A.K., Sharma, R.K., Singh, S. e Misra, A. 2006. Preliminary brain targeting studies on intranasal mucoadhesive microemulsions of sumatriptan. AAPS Pharm. Sci. Tech. 20: E8.

Chen, H., Chang, X., Du, D., Li, J., Xu, H. e Yang, X. 2006. Formulação de ibuprofeno em hidrogel à base de microemulsão para administração tópica. Int. J. Pharm. 315: 52-58.

Formariz, T.P., Sarmento, V.H., Silva, J.A.A., Scarpa, M.V., Santilli, C.V. e Oliveira, A.G. 2006, Emulsão o/w biocompatível com doxorrubicina estabilizada por uma mistura de tensioactivos contendo fosfotidilcolina de soja. Colloids Surf. B. Biointerfaces. 51:54-61.

Rhee, Y.S., Park, C.W., Nam, T.Y., Shin, Y.S., Chi, S.C. e Park, E.S. 2007. Formulação de microemulsão parental contendo itraconazol. Arch Pharm. Res. 30: 114-123.

Li, C.C., Abrahamson, M., Kapoor, Y. e Chauhan, A. 2007. Transporte de timolol a partir de microemulsões presas em géis HEMA. J. Colloid Interface Sci. 315: 297-306.

Baboota, S., AL-Azaki, A., Kohli, K., Ali, J., Dixit, N. e Shakeel, F. 2007. Desenvolvimento e avaliação de uma formulação de microemulsão para administração transdérmica de terbinafina. PDA J. Pharm. Sci. Technol. 61: 276-285.

Patel, A.R. e Vavia, P.R. 2007. Preparação e avaliação in vivo de SMEDDS contendo fenofibrato. AAPS J. 9: E344.

Biruss, B. e Valenta, C. 2008. A vantagem da adição de polímero a um óleo não iónico em microemulsão aquosa para o desenvolvimento de progesterona. Int.J.Pharm. 349: 269-273.

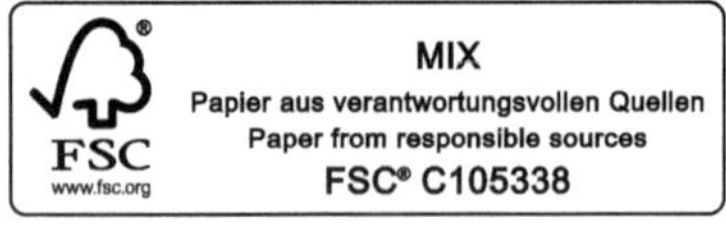

Printed by Books on Demand GmbH, Norderstedt / Germany